NOUVELLE VACCINATION

PRÉSERVATIVE

DE

LA FIÈVRE JAUNE

ET

DU CHOLÉRA.

PAR

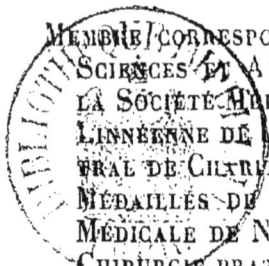

Le Dʳ Téléphe P. DESMARTIS,

MEMBRE CORRESPONDANT DE L'ACADÉMIE DES BELLES-LETTRES, SCIENCES ET ARTS DE LA ROCHELLE, EX-VICE-PRÉSIDENT DE LA SOCIÉTÉ MÉDICALE DE LA GIRONDE, MEMBRE DE LA SOCIÉTÉ LINNÉENNE DE BORDEAUX, MÉDECIN-OCULISTE DU BUREAU GENTRAL DE CHARITÉ DE CETTE VILLE, MÉDECIN DES SAUVETEURS MÉDAILLÉS DE LA GIRONDE, CORRESPONDANT DE LA SOCIÉTÉ MÉDICALE DE NORWÈGE, DE LA SOCIÉTÉ DE MÉDECINE ET DE CHIRURGIE PRATIQUES DE MONTPELLIER, DE LA SOCIÉTÉ MÉDICALE D'ÉMULATION DE LA MÊME VILLE.

Quæramus quid optimum, non quid usitatissimum. (Senec. de vit. beat.)

Multa Patres olim, nos plurima, plura Futuri Invenient; Nova mille scias quaerenda manet.

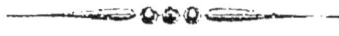

BORDEAUX,

IMPRIMERIE CAUSSEROUGE, RUE DU LOUP, 2ᵉ.

Essai sur la THÉRAPEUTIQUE DE LA SYPHILIS. Brochures in-8° de 104 pages. 1850.

Transmission par intermédiaire du CONTAGIUM VÉNÉRIEN et de certains priviléges de préservation. 1851.

Emploi continu de l'EAU FROIDE dans certaines maladies. 1851.

Observations et réflexions sur la PANOPHOBIE. 1851.

Quelques réflexions sur les PROPHYLAXIES et les ANTAGONISMES (1er article). 1851.

Deux cas d'EMPOISONNEMENT occasionné par des SARDINES (*Clupea sardina*). 1851.

Nouveaux cas d'EMPOISONNEMENT attribué à des SARDINES. 1851.

Propriétés médicinales des diverses espèces de SAULES. 1852.

Emploi des INHALATIONS CHLOROFORMIQUES dans les ACCÈS D'HYDROPHOBIE. 1852.

Discours sur l'ENTOMOLOGIE MÉDICALE. (De l'insecto-calmantine). 1852.

Aperçu sur quelques IDIOSYNCRASIES. 1852.

Engorgements chroniques des AMYGDALES, guéris par les cautérisations avec l'AZOTATE D'ARGENT. 1852.

De l'ÉLECTRICITÉ EN MÉDECINE. 1852.

Est-il possible d'enlever aux CHAMPIGNONS VENÉNEUX leur PROPRIÉTÉ TOXIQUE? 1852.

Des PEUPLIERS, considérés au triple point de vue Botanique, Chimique et Médical. 1852.

Observation d'HYDROPISIE ENKYSTÉE DES OVAIRES, compliquée d'ASCITE; quatorze ponctions : injections iodées. 1853.

MALADIE DES YEUX. — Observation de SPINTHÉROPIE (Synchisis étincelant). 1853.

MALADIE DES YEUX. — CATARACTE LIQUIDE opérée par aspiration. Description d'un nouvel aspirateur cataractal. 1853.

Observation sur un cas de COURBURE DES OS DE L'AVANTBRAS. 1853.

Des BAINS et des LOTIONS DE GUANO dans les MALADIES CUTANÉES. 1853.

Du Dahlia. — De son emploi en médecine. Caractères différentiels de la Dahline et de l'Amidon. 1853.

Deuxième Mémoire sur les Prophylaxies et les Antagonismes.

Observation sur un cas de Choléra ; emploi du Salicilite de Potasse ; guérison. 1853.

De l'Ulmaire (Spiræa ulmaria). — De son emploi en médecine. — Des principes chimiques que renferme cette plante. 1853.

Des Propriétés du Salicilite de Potasse. 1854.

Divers cas d'Empoisonnement occasionnés par des Moules, des Crevettes ou des Sardines. 1854.

De la supériorité du Cyanure de Mercure sur les autres préparations mercurielles, contre la Syphilis en général. 1854 et 1855.

Réflexions sur les Champignons vénéneux. 1855.

Inoculation du Venin de Serpent comme agent prophylactique de la Fièvre jaune. 1855.

Considérations sur les Fièvres dites Typhoïdes.

Sous presse ou **pour paraître prochainement :**

Essai sur les Venins et sur les Virus.

De la Chloroformisation dans les Accouchements.

Observations sur les effets de l'Anesthésie et sur ses dangers pour le Libre—arbitre.

Considérations sur l'Étiologie et la Thépeutique du Choléra.

De la Jalousie au point de vue Médical.

Différence entre les propriétés médicinales de l'Ihule (Inula dysenterica), la Salicaire (Lithrum salicaria), la Renouée aviculaire, (Polygonum aviculare), et les Orties communes (Urtica pululifera, U. urens, U. dioïcd).

NOUVELLE VACCINATION

PRÉSERVATIVE

DE

LA FIÈVRE JAUNE

ET

DU CHOLÉRA.

I.

Nous avons dit en 1851 : (1) « Ne pourrait-on pas, par certains venins actifs, par certains virus, modifier l'organisme d'une manière avantageuse, dans l'hydrophobie, le charbon, la morve, le farcin, qui, par malheur, sont presque incurables dans l'état actuel de la science? (2)

---

(1) Quelques réflexions sur les Prophylaxies et les Antagonismes. (Voyez *Revue Thérapeutique du Midi*, tom. 2, p. 365. Montpellier, 1851.)

(2) Nous sommes heureux de pouvoir rayer de cette nomenclature le charbon et la pustule maligne, qui ont maintenant deux spécifiques; la feuille ou l'écorce fraîche de noyer en application sur le mal, et l'encens également employé avec efficacité, en topique. Mon père est l'un des premiers qui se soit servi de ce nouvel agent, l'encens, pour guérir la pustule maligne. (Voyez *Revue Thérapeutique du Midi*, tom. 5, page 242. Montpellier, 1853, et *Répertoire de Pharmacie*, tom. 10, page 168. Paris, 1853. *Rapport sur le Boswelia Thurifera et sur l'emploi de l'encens contre le charbon et la pustule maligne*, par le docteur Louis-F. DESMARTIS.)

« Un poison énergique en de savantes mains
Peut souvent devenir le sauveur des humains. »

Le peu que nous possédons, sous ce rapport, est la vaccine, cette sublime découverte de l'immortel Jenner. Grâce à la persévérance des amis de l'humanité et à la protection spéciale des gouvernements, cet immense bienfait s'est répandu dans tous les pays civilisés. Cependant, malgré l'efficacité de cette mesure prophylactique, bien des personnes la réprouvent; ainsi, dans certaines communes du Poitou et en bien d'autres endroits, on trouve des mères de familles qui s'opposent, d'une manière formelle, à ce que leurs enfants soient vaccinés, et si, par malheur, quelques-uns de ceux qui ont été inoculés viennent à mourir par suite d'accidents qui sont ordinaires à l'enfance, on ne manque pas d'accuser le vaccin, et rien, chez la mère affligée, ne peut détruire ce funeste préjugé. Les autorités civiles et religieuses emploient la persuasion et l'encouragement; elles vont même jusqu'à distribuer de l'argent dans un but d'humanité, et, malheureusement, il arrive trop souvent que leurs efforts sont inutiles, car les autorités ont, parmi le peuple, des antagonistes qui cherchent sans cesse à annihiler ces tentatives salutaires.

D'une manière générale trop de médecins et de savants pensent qu'en fait de préservation contre les maladies, tout a été mis au jour et que d'ailleurs il n'y a que la vaccine qui soit réellement prophylactique.

Pour nous, nous croyons qu'on peut faire encore bien des découvertes, même pour les maladies contre lesquelles on a cru jusqu'ici tous les préservatifs et les remèdes impuissants, et nous applaudirons de grand cœur aux résul-

tats que pourront obtenir les hommes livrés à des recher
ches incessantes, à des expériences sans cesse renouvelées
Aussi, nous hâtons-nous de faire connaître la magnifique dé
couverte faite par un jeune médecin allemand, M. le docteur
de Humboldt, qui, résidant à Mexico depuis plusieurs années.
fut témoin des désastres causés par la fièvre jaune. Il vou-
lut trouver un moyen prophylactique contre cette terrible
maladie. Guidé par son esprit observateur, aidé quelque peu
aussi par le hasard, ses généreux efforts ont été couronnés
du plus heureux succès : il est parvenu à découvrir que le
venin d'un animal du cadre erpétologique, inoculé comme la
vaccine, est un préservatif de la fièvre jaune. Désormais il
est donc permis d'espérer, si cette précieuse découverte se
vulgarise, que les nouveaux débarqués ne paieront plus le
triste tribut prélevé par le sol américain. Il est à remarquer que la nouvelle vaccination ne cause aucun phéno-
mène morbide aux personnes qui ont déjà été atteintes
par la fièvre jaune. Cette circonstance serait une preuve
de l'immunité dont jouissent ceux qui ont été inoculés
avec le venin de cette espèce d'Ophidien. On se rappelle
assurément que chez les personnes qui ont eu la variole,
l'organisme est inapte à être impressionné par le virus-
vaccin.

Qui sait toutes les préventions qu'aura à combattre ce
procédé de préservation ! Mais si le temps prouve que la
découverte du docteur de Humboldt continue à produire des
effets aussi remarquables, ce médecin aura acquis autant
de droits à la reconnaissance publique que Harvey, Galvani,
Mesmer, Jackson, Simpson, ces immortelles renommées.

Nous nous estimons heureux d'avoir pu, comme nous

l'avons dit, émettre, en 1851, une opinion qui se trouve aujourd'hui justifiée par la découverte du docteur de Humboldt. Mon père avait même avancé (1) que les personnes piquées par des animaux venimeux éprouvaient après cela, une idiosyncrasie particulière, et nous pensons que l'on trouvera là une base pour des études dont les conséquences peuvent être fort importantes.

II.

La plupart des médecins d'outre-mer, ainsi que certains savants, ont vu avec peine surgir cette magnifique découverte *prophylactique;* ils se sont même opposés de tous leurs efforts aux différentes expériences; mais les gouvernements ont compris mieux que les gens spéciaux (*et cela arrive trop souvent*), tout ce qu'il y a d'utile dans l'invention du docteur de Humboldt. C'est donc avec un empressement bien louable qu'ils ont prêté leur appui à ce génie observateur, en lui confiant un hospice public; là, plus à l'abri de la malveillance *confraternelle*, il applique librement son procédé, qui est appelé à rendre, dors et déjà, un immense et salutaire bienfait à la science, en même temps qu'il conservera la santé à des milliers d'hommes qui semblent être prédestinés à une mort inévitable, sous l'influence tropicale et malsaine de certaines contrées du littoral américain.

Ce qui vient à l'appui de ce nouveau système, qui étonne

(1) Journal l'*Ami des Champs,* page 279. Bordeaux, 1853. Emploi des différentes sortes de genêt en médecine; Du *Genista tinctoria*, contre la rage. — De la scoparine; De la spartéïne.

autant par sa hardiesse que par son efficacité, c'est l'empressement avec lequel viennent se faire vacciner nonseulement les nouveaux débarqués, mais encore les indigènes, qui veulent se mettre à l'abri de l'affreuse épidémie.

Voici le résumé textuel du premier cahier de ceux qui ont été inoculés depuis le 18 décembre 1854 jusqu'au 18 avril 1855 :

Real Audiencia..	1		
Real Hacienda...	2		
Secretaria de Gobierno...	7		
Tribunal de Cuentas..............	2		
		12	

EJERCITO.

Oficiales	25		
Dres. en Medicina....	8		
Farmacéuticos.....................	1		
Sacerdotes	1		

REGIMIENTOS.

Artilleria	115		
Zaragoza.......................	91		
Iberia.........	46		
Union........................	51		
Leon........................	49		
Lanceros de la Reina..............	22		
Asturias	18		
Guardia civil	17		
Zapadores	2		
Serenos..........................	2		
Cuba............................	17		
Batallon provisional de Marina...	25		
		460	
			472

MARINA.

Oficiales	43	
Doctores	7	
Sacerdotes	1	
Blasco Garay	27	
Francisco de As's	132	
Perla	11	
Ferrolana	18	
Arsenal	10	
Fernando el Católico	2	
Conde de Regla	2	
Nervion	1	
Ulloa	2	
Ponton	17	
Urca Pinta	59	
Juan de Austria	4	
Vapor Leon	97	
Vapor Lezo	19	
Vapor Guadalquivir	26	
Machina	11	
		489

MONJAS.

Hospital militar	27	
San Lázaro	4	
Paula	6	
Beneficencia	13	
		50
Particulares		77
		1088

RESUMEN

Del segundo cuaderno que contiene los inoculados desde 19 de abril hasta 25 de mayo del presente año de 1855.

Suma anterior.. ..	....	1088	
Administration de Justicia........	1		
Sacerdotes	1		
		2	

EJERCITO.

Oficiales	12	

REJIMIENTOS.

Artillería.......................	49	
Artileria de Montaña...........	2	
Zaragoza.......................	16	
Iberia..........................	5	
Union..........................	1	
Regimiento del Rey.............	2	
Lanceros de la Reina...........	11	
Infanteria de la Reina..........	44	
Cetaluna.......................	1	
Cuba...........................	49	
Cazadores de Bailen..	1	
Batallon provisional de Marina...	450	
		640

MARINA.

Oficiales.	9	
Bergantin Grabina.............	9	
Francisco de Asis..............	54	
Vapor Carolina................	1	
Brigada de Marina.............	2	
Ferrolana.	101	
Vapor Bazan...................	71	
Arsenal.	8	
Neptuno........................	23	
		278
		2008

Suma anterior......	.....	....	2008
Pelayo...............................	35		
Nervion	36		
Bergantin Alcedo....	17		
Ponton	16		
Escipion........................	27		
Vapor Leon....................	13		
Guadalquivir	9		
Goleta Habanera...........	12		
		165	
Particulares............................	....	26	
			491
			2499

RESUMEN

De los inoculados solo en el Hospital Militar.

EJERCITO.			
Primer Cuaderno..................	460		
Segundo idem.....................	640		
		1100	
MARINA.			
Primer Cuaderno	489		
Segundo idem.....................	443		
		932	
			2032
Y deduciendo de esta suma 6 ofi-			
ciales de marina inoculados en			
la casa de inoculaciones parti-			
culares quedan.....................	....	....	2026

D'après cet exposé, on voit qu'il y a déjà au mois de mai, en tout 2,199 inoculés. Cependant, selon le rapport de la commission envoyée à la Havane et inséré dans le *Moniteur de la Martinique*, le nombre de ceux qui ont été soumis à cette influence vaccinatrice, paraît avoir été plus grand, c'est-à-dire de 2,400 (depuis le 18 décembre 1854 jusqu'au 12 mai 1855).

Quoiqu'il en soit, la Commission avait pour but de répondre à cette question entr'autres :

« *Procéder à une enquête à l'effet de s'assurer si les individus soumis à l'inoculation n'ont pas plus tard contracté la fièvre jaune. Dans ce cas, s'assurer du temps écoulé depuis l'inoculation jusqu'à celui de l'invasion de la fièvre jaune.* »

Voici comment elle conclut sa réponse :

« Pour nous résumer, disons que du 18 décembre 1854 au 12 mai 1855, 2,400 sujets militaires ou civils ont été soumis à l'inoculation, que jusqu'à ce jour 57 sont revenus aux hôpitaux pour affections fébriles de différents types dont les plus fréquents ont été intermittents et rémittents, que deux de ces malades sont morts (1) de fièvre jaune, qu'une dizaine d'autres ont vu leur affection prendre un caractère assez grave et sont aujourd'hui rétablis ou en convalescence. »

Ce résultat est, selon nous, caractéristique, car pour les malheureux frappés par l'épidémie, la mortalité est souvent de 75 pour 100. D'un autre côté, le procédé de Humboldt

(1) M. de Humboldt ne prétend point contester le défaut de préservation qui semble résulter dans ces deux cas, mais il admet que la fièvre jaune préexistait et qu'elle a dû se développer aussitôt l'inoculation.

n'a pas la propriété d'être prophylactique des fièvres inter-
mittentes ou rémittentes ; il n'est donc point étonnant que
des inoculés aient pu être atteints de fièvres plus ou moins
graves, si communes d'ailleurs dans ces pays. Qui peut
dire même si lorsque l'inoculation n'est pas entièrement
préservative, elle ne convertit pas alors le *vomito negro* en
fièvre intermittente, affection contre laquelle la médecine
possède des moyens héroïques pour amener la guérison.

III.

La fièvre jaune si répandue et si meurtrière dans les pays
chauds, s'observe en Asie dans la presqu'île du Gange, en
Afrique sur la côte orientale. On l'a vue également régner
en Europe sur les habitans riverains de la Méditerranée ;
mais c'est en Amérique que la fièvre jaune a pris naissance,
c'est là qu'elle est endémique, c'est là aussi que la nature,
qui met presque toujours le remède à côté du mal, a placé
un antidote neutralisant et préservatif. Il fallait une main
heureuse pour le trouver et cette main heureuse et inspirée a été celle du docteur de Humboldt.

M. Guillaume de Humboldt est neveu de l'illustre sa-
vant de ce nom ; il est docteur en médecine des facultés de
Vienne, de Leipsig et de Montpellier. En 1847 il occupait
une position élevée dans le service médical du Mexique et
était établi à la Vera-Cruz où ce typhus ictérode est en per-
manence. Dans ces parages, il est bien peu d'étrangers qui
ne soient atteints par ce fléau, et parmi les malades, heureux ceux qui, après avoir enduré des souffrances inouïes,

subi l'angoisse de se voir envahis par la mort, ne finissent pas par succomber en effet

C'est dans ce vaste champ d'exploration morbide que M. de Humboldt étudiait la fièvre jaune et cherchait un préservatif contre cette épouvantable maladie.

Or, pendant le cours de ses observations, ce médecin fut chargé d'accompagner les convois des condamnés qui de l'intérieur du Mexique sont dirigés vers les présides de Vera-Cruz et de St-Jean-d'Ulloa. Il remarqua que les galériens lui fournissaient des cas de fièvre jaune se terminant rapidement par la mort et que d'un autre côté les soldats qui les accompagnaient étaient atteints de la maladie le plus souvent à un moindre degré et ne succombaient que dans les proportions ordinaires dans les environs du Mexico.

Frappé de ce fait, il s'efforça d'en pénétrer la cause et découvrit que les galériens qui mouraient en peu de temps avec les symptômes de la fièvre jaune, se plaignaient d'avoir été piqués par des épines, sans qu'on pût trouver des vestiges de corps étrangers, dans les plaies presqu'imperceptibles qu'on apercevait à l'endroit de la piqûre. La douleur, d'abord très-vive et toute locale, disparaissait peu-à-peu, mais quelques heures après les symptômes du typhus d'Amérique se manifestaient d'une manière intense, les malheureux incapables de marcher étaient couchés sur des chariots qui suivaient le convoi et ne tardaient pas à mourir. M. de Humboldt recommanda alors que ceux qui se sentiraient piqués, demeurassent immédiatement immobiles et que l'on fît des recherches pour trouver la cause cachée de ce traumatisme. Ces recherches ne tardèrent pas à faire découvrir, soit dans les environs de la place qu'occupait l'individu nouvellement piqué, soit sous le pied même de l'individu, un petit reptile long de quatorze à seize centimètres, gros comme un tuyau de plume, de couleur gris terreux, ayant la tête triangulaire et plus grosse que le tronc, les crochets mobiles, deux rudiments de membres supérieurs et deux de membres abdominaux. (1)

M. de Humboldt comprit aussitôt que les forçats allant nu-pieds, étaient souvent piqués et fournissaient ainsi des cas mortels de fièvre jaune par inoculation, tandis que les soldats ayant au contraire des souliers et des guêtres, n'éprouvaient pas, par suite de cet obstacle à la pénétration de la dent venimeuse, des accidents aussi formidables; ce fut alors que ce médecin si dévoué à l'humanité, fournit à ses frais des chaussures aux forçats et dès ce moment les cas de fièvre jaune devinrent moins nombreux et moins souvent mortels.

Cette circonstance fut pour ce médecin un trait de lumière, et lui suggéra l'idée de l'application utile de ce venin; mais n'osant, avec raison, expérimenter d'abord sur l'homme et voulant apprécier les effets du venin suivant les doses ou le nombre de morsures, il fit ses premiers es-

---

(1) Cet animal est de mœurs paresseuses, tout comme l'Orvet, ne mordant que lorsqu'on l'excite. Il paraît qu'il est assez commun aux environs de la Vera-Cruz, en plusieurs autres endroits du Mexique, notamment à Puento-National et place del Rio.— Pour nous qui nous sommes occupés d'erpétologie, nous regrettons de n'avoir pu obtenir de plus amples détails sur ce reptile, pour en faire connaître le nom scientifique; mais nous espérons en recevoir sous peu quelques échantillons et nous en donnerons une description aussi rigoureuse qu'il nous sera possible de le faire.

sais sur des chiens. Il trouva d'abord le principe vénéneux trop énergique et imagina de l'associer à des matières animales. De la sorte, il parvint à le doser et à établir que quatre reptiles mordant à plusieurs reprises dans 30 grammes de foie de mouton suffisent pour communiquer au véhicule une force virulente nécessaire aux opérations. Par ce moyen le venin fut obtenu plus facilement que par la dissection presque microscopique des glandes du reptile.

Ce venin, quand on le prend avec précaution au-dessus des matières grasses auxquelles il est associé, est à l'état liquide de nuance brune et de la densité de la salive. Si l'on agite fortement le flacon la teinte se prononce davantage et acquiert la couleur et la consistance de l'encre de Chine. L'odeur est *sui generis*, très-forte, très-désagréable rappelant celles des matières animales putréfiées. Cette odeur, nous croyons pouvoir l'affirmer, est produite par la substance animale plus ou moins corrompue dont le venin active la décomposition sans se décomposer lui-même. Le principe léthifère des serpents est inodore (1) et insipide.

On pourrait à la rigueur objecter que l'on pratique avec le mélange de venin et de matière animale putréfiée, au-

---

(1) Quant à l'humeur lactescente ou venin des batraciens qui répand une odeur si désagréable, elle est sécrétée par les pores et surtout par ces tubercules verruqueux parsemés sur leur peau chagrinée. Ce venin inoculé, à des oiseaux, à des lézards, amène un narcotisme immédiat ou des accidents convulsifs, suivis d'une mort prompte. Cette même matière, introduite à faible dose, sous la peau de petits rongeurs, produit des accidents qui ne sont que passagers. D'autres animaux, des chéloniens, par exemple, éprouvent une paralysie partielle précisément dans la ré-

tant une inoculation d'*infection putride*, qu'une vaccination avec la liqueur provenant du reptile ; mais comme on
le verra plus loin l'opération est suivie de symptômes qui
ont lieu après la piqûre des ophidiens........ et non de ceux
qui se manifestent après l'imprégnation de substance purulente par l'intermédiaire du système veineux.

Il est presque superflu de rappeler que la piqûre des animaux à venin se manifeste d'une manière constante par
des phénomènes morbides instantanés et toujours analo-
gues. Disons aussi que le venin modifie le tempérament et
qu'il agit non-seulement sur les chairs des animaux vi-
vants où il n'établit aucune lésion organique ; mais encore
qu'il a une action sur les chairs des animaux morts. D'un
autre côté, les matières putrides pénétrant dans l'économie par une piqûre ou par toute autre solution de continuité développent des accidents qui n'ont jamais eu lieu par
l'usage du procédé de Humboldt. — D'ailleurs la pyotoxi-
cohémie (1) occasionne des symptômes différents, des désor-
dres anatomiques, et la période d'incubation demande toujours beaucoup plus de temps que dans l'empoisonnement,
à l'aide du venin directement extrait des glandes de l'animal, en un mot du venin pur.

M. Grisolle (2) fait en outre observer que l'inoculation de
la matière purulente ne cause pas les mêmes accidents chez

gion ou le venin a été introduit. Ce fait et bien d'autres
font comprendre la possibilité d'empoisonnements localisés
dont ont su tirer parti certains empiriques.

(1) Nom donné à l'infection purulente par le docteur
Ch. de Sainte-Marie.

(2) *Pathologie Interne*, tom. II, page 3. Édition 1848.

tous les sujets ni chez le même individu aux différentes
époques de la vie.

L'action de la matière putride sur le cadavre, active, il
est vrai, la décomposition; mais cet état se propage lente-
ment, et de proche en proche, tandis que sur les animaux
récemment morts, le venin semble encore être absorbé et
hâte la décomposition dans l'ensemble de la masse et simul-
tanément dans toutes les parties.

S'il est étonnant de voir une sorte d'effet physiologique
être produit par le venin après la mort; n'est-il pas tout
aussi extraordinaire, comme l'a démontré Liéwig, que la
Pepsine, (1) ce principe de la digestion, extrait de la cail-
lette ou quatrième estomac des ruminants, produise une
sorte de travail digestif même dans les vases inertes? Ce
fait est hors de contestation et M. le docteur Lucien Corvi-
sart a parfaitement su l'utiliser en le préconisant dans certaines altérations de l'estomac; mais n'anticipons sur notre
sujet et revenons à M. de Humboldt et à son procédé.

Dans quelles conditions et sur quelle partie du corps ce

---

(1). Disons en passant que la Pepsine nous est puissam-
ment venue en aide et nous a ainsi procuré des résultats
inespérés dans les affections cholériformes des enfants aux-
quels, on le sait, on ne peut sans danger prescrire les préparations opiacées, ni certains autres médicaments si uti-
les pour les adultes. Ajoutons encore que la Pepsine unie à
l'opium et à la jusquiame, nous a été tout au moins un adju-
vant pour faire cesser les accidents et amener la guérison chez plusieurs adultes présentant les symptômes du
choléra. Quel que soit le mode d'agir de la Pepsine dans
cette affection, elle a toujours l'avantage incontestable de
faciliter et même de ramener l'absorption gastro-intesti-
nale.

nouveau Jenner pratique-t-il les inoculations?

Il ne fait subir aucun traitement préparatoire aux personnes qu'il va inoculer, seulement il veille autant que possible à ne faire cette opération que sur des individus exempts de tout état fébrile ou de tout autre symptôme précurseur de maladie aiguë, afin de ne pas enter un nouvel état morbide sur un autre, complication qui pourrait être funeste.

Quant à l'opération, on la pratique de le même manière qu'avec le virus-vaccin, c'est-à-dire en piquant le derme de la région supérieure externe du bras. Suivant l'inventeur de ce système, il faut d'abord bien agiter la fiole qui contient la substance, afin d'obtenir un mélange parfait du venin et de la matière animale, plonger ensuite la lancette dans le liquide, pratiquer l'opération et couvrir aussitôt les petites plaies, avec du sparadrap de diachylum. M. le docteur de Humboldt pense qu'une goutte du mélange répartie en quatre piqûres, dont deux de chaque côté, suffit pour produire un effet préservatif et il craindrait en outrepassant cette quantité, de voir les symptômes prendre une gravité redoutable. Il se borne même à deux ou trois piqûres quand il a affaire à des enfants, à des sujets peu robustes ou à des femmes.

« Cette manœuvre étant pratiquée il fait donner une petite quantité d'aliments aux malades, mais au bout de peu de jours il les ramène à la ration ordinaire, à moins, bien entendu, que la prolongation des effets de l'inoculation ou l'état général, n'oblige à continuer un régime léger ou même la diète ; mais ces cas se présentent rarement.

Immédiatement après l'inoculation, l'inventeur de la nouvelle vaccination, fait prendre aux malades, dans un peu d'eau, une cuillerée à bouche de sirop de *Mikania Guaco*, de cette plante que trop de médecins savants méconnaissaient et que des hommes plus rapprochés de la nature, les Indiens, (1) ont été amenés à apprécier lorsqu'ils ont été mordus par les serpents dangereux.

Voici la formule du sirop anti-septique :

R. — Sirop d'une forte décoction de Mikania
    Guaco .... 240 grammes.
Sirop de Rhubarbe............. 120   —
Iodure de Potassium........... 30   —
M. et ajoutez gomme gutte... 10   —
dissoute dans eau distillée... 30   —
Mêlez exactement et gardez pour l'usage.

La formule représente une demi-bouteille.

---

(1) Les habitants des pays où abondent les animaux venimeux ont toujours cherché à se garantir des atteintes si souvent mortelles de ces terribles ennemis et à neutraliser les effets de leur poison.

L'expérience ou l'instinct leur a fait découvrir certaines plantes comme spécifique, et l'une d'elles, le *Mikania Guaco*, passe à juste titre comme prophylactique et curatif de la piqûre des ophidiens léthifères. Le *Guaco* est, assure-t-on, prophylactique, lorsqu'on s'inocule le suc des feuilles ou que l'on s'imprègne extérieurement de ce jus dont l'odeur sans doute est insupportable aux serpents ; et il est curatif quand on applique de ces feuilles fraîches sur la blessure venimeuse et qu'en même temps on en mâche pour en avaler la partie juteuse. On assure aussi qu'il existe à la Guyane un *reptile* dont le venin a une faible action sur l'économie : lorsqu'on en a été piqué on peut impunément manier ensuite les serpents les plus dangereux, le venin qui avant aurait causé la mort est maintenant sans effet. C'est tellement connu dans le pays qu'il y a une locution adoptée pour désigner les individus qui ont été ainsi mo-

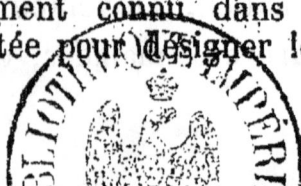

En cas ordinaire on répète la cuillerée toutes les deux heures, de façon à faire prendre 120 grammes le premier jour. Si, au contraire, les symptômes d'intoxication sont plus marqués, on rapproche les doses de sirop d'heure en heure, de demi-heure en demi-heure, et l'on va même jusqu'à en donner plusieurs cuillerées à la fois, les symptômes ne présentent rien d'alarmant ; et le deuxième jour on espace les doses de manière à ne faire prendre au malade que 90 grammes de sirop, le troisième jour on met encore plus d'intervalle et le quatrième jour on termine en ne donnant plus que deux cuillerées dans la journée. Les autres doses devront être maintenues tant que le sujet paraît être sous l'influence manifeste de l'opération.

---

difiés dans tout leur être : on dit qu'ils sont *piqués pour le serpent*. C'est absolument comme on désigne sous le nom de vaccinés ceux qui ont été inoculés par le cowpox pour être mis à l'abri de la variole. Nous regrettons de ne pas savoir le nom scientifique du *reptile à venin préservatif.*

Ceci nous rappelle un fait usité dans le même pays et dont nous parlons, bien qu'il n'ait qu'une analogie éloignée avec l'objet qui nous occupe ; ainsi dans la Guyane il est un batracien, la *grenouille à Tapirer*, dont le sang versé sur la peau des perroquets déplumés, leur procure ensuite un plumage de couleur variée et fort belle, ce qui donne une grande valeur à ces oiseaux.

Le Tapirage, cette espèce d'inoculation, modifie tout au moins le derme d'une manière bien sensible chez ces volatiles.

Qui sait si le tatouage que l'on pratique si communément dans les contrées brûlantes où abondent les animaux venimeux, n'a pas eu dans l'origine pour but l'inoculation de certaines substances préservatrices, qui plus tard ont été mélangées à des matières colorantes et sont devenues un objet de parure.

Le matin du cinquième jour, si le sirop n'a pas produit une purgation suffisante, le malade prend une bouteille de limonade au citrate de Magnésie.

Dans quelques cas, la réaction qui survient après l'inoculation a été assez forte pour amener un état fébrile des plus intense avec congestion vers le cerveau et délire. Il a fallu recourir à la saignée des pieds et à l'administration du Calomel à la dose de 2 à 4 grammes.

Mais M. de Humboldt recommande d'être excessivement réservé sur l'emploi des évacuations sanguines.

Telles sont les principales indications à remplir pour le traitement. M. de Humboldt attache la plus grande importance à l'administration du sirop aussitôt après l'inoculation. On s'exposerait, suivant ce médecin, à voir mourir le malade avec tous les symptômes de la fièvre jaune la plus intense si l'on cherchait à se soustraire à cette prescription.

Il est à remarquer que plusieurs opérés ont été atteints de variole pendant qu'ils étaient encore à l'hôpital. Ce fait nous paraît digne de remarque et nous y reviendrons plus tard dans un article spécial.

IV.

Le venin dont on se sert réclame, après avoir été inoculé un certain temps pour manifester sa présence sur l'organisme. Cette période d'incubation est très-variable, quelquefois il s'écoule une ou plusieurs heures, d'autres fois une demi-journée, et plus. Suivant la nature des individus, les symptômes sont aussi bien différents sous le rapport de l'intensité.

Voici d'ailleurs la marche des choses, chez le plus grand nombre, telle qu'elle a été décrite dans le rapport présenté au gouverneur de la Martinique, par la Commission française chargée d'aller étudier à la Havane la prophylaxie mise en pratique par le docteur de Humboldt :

« Quelques heures après l'inoculation le pouls baisse de cinq, dix, quinze, vingt et même de vingt-cinq pulsations à la minute, il devient petit et dépressible, la peau se refroidit, le malade éprouve quelquefois des frissons, des nausées et un sentiment de malaise et d'affaissement général. M. de Humboldt a vu cet état aller jusqu'à la syncope ; il nous recommande de ne pas nous en effrayer. Le malade reprend connaissance *suâ sponte ;* on commence l'administration du sirop dont on rapproche beaucoup les premières doses. M. de Humboldt dit que les choses ont pris toujours ce caractère syncopal chez des inoculés qui n'avaient pas encore pris d'antidote.

» *Les inoculations ayant été pratiquées le matin entre six et huit heures, le premier stade dont nous avons parlé se prolonge jusqu'à la nuit.* Mais seulement il cesse dès l'après-midi et il fait place à une réaction plus ou moins forte, caractérisée par l'accélération du pouls et son amplitude (nous l'avons trouvé dur, très-rarement nerveux, et irrégulier quelquefois). Les pulsations s'élèvent alors à quatre-vingt-dix et cent par minutes, la peau devient chaude et sèche, mais n'arrive jamais à ce degré de calorification qu'on observe dans la fièvre jaune. La respiration reste facile ; nous ne l'avons trouvée anxieuse qu'une seule fois.

» C'est ordinairement pendant la première nuit que les autres symptômes se montrent. Il y a alors céphalalgie vive surtout au-dessus des orbites. La tête est chaude, les veines sont saillantes, les yeux douloureux sont sensibles à l'action de la lumière, il y a tendance à la dilation des pupilles et au larmoiement.

» Nous avons observé qu'il survenait plus tard une légère injection des conjonctives oculaire et palpébrale ; chez plusieurs même, il y a eu ophtalmie. Bien que les sujets portassent peut-être en eux les prédispositions à cette affection, puisque nous l'avons rencontrée plusieurs fois chez des militaires du même corps qui n'avaient pas encore été inoculés, nous devons mentionner ce fait parce qu'il nous a semblé que l'inoculation en devenait une cause déterminante assez fréquente. Les paupières sont tuméfiées, il y a turgescence de la peau de la face. La muqueuse nasale est ainsi le siége d'une congestion vive, produisant un corysa quelquefois très-intense et des plus fatigants ; la buccale et la pharyngienne participent également à cet état de phlogose, le voile du palais est rouge, pointillé, les amygdales sont développées et l'angine est parfois intense, il y a constriction de la gorge, gêne de la déglutition.

» Les gencives s'injectent, se tuméfient jusqu'à prendre l'aspect violacé, le bord libre se marque d'un liseré brunâtre, quelques plaques nacrées s'aperçoivent çà et là. La mâchoire supérieure offre cette disposition à un degré plus prononcé que l'inférieure. Plus tard cet état des gencives pourra arriver à l'hémorrhagie : nous l'avons produite en appuyant légèrement sur les parties avec un linge fin.

» Les différentes branches du trifacial sont quelquefois, nous pouvons dire souvent, affectées de névralgies fort douloureuses, mais de courte durée.

» Il y a douleur et quelquefois tumeur à la région paroti-
dienne. L'intelligence est presque toujours intacte. Nous
n'avons jamais observé qu'elle fut troublée; mais M. de
Humboldt assure que le délire survient quelquefois sans
qu'on doive lui attribuer sa gravité habituelle.

» La langue est souvent à l'état normal, quelquefois elle
est rouge sur les bords, pâteuse, saburrale ou blanchâtre
au milieu; elle perd parfois sa température normale pour
acquérir une chaleur notable. L'inappétence est rare, l'ap-
pétit se conservant dans la plupart des cas. (Au dire des
malades, du moins, et l'on sait que les militaires et marins
avouent difficilement qu'ils n'ont pas faim.)

» Les phénomènes gastriques ont été fort rares, l'anxiété
et la douleur épigastrique manquent presque toujours. Quelques hommes ont eu des vomissements pendant un jour ou
deux, la coloration des matières rendues, n'a jamais dépassé
la teinte bilieuse claire. Il nous a été dit que l'un des militaires inoculés, ayant voulu éluder l'administration du sirop
anti-septique, avait eu des vomissements répétés de matières très-foncées et qu'alors il avait réclamé avec instance
le secours de l'antidote; mais quand nous avons voulu constater le fait, les vases avaient été nettoyés, le malade était
bien, les vomissements ayant cessé après l'absorption de
deux ou trois doses de *Guaco*. Nous citons ce cas en regret-
tant bien de ne pouvoir le certifier.

» Du côté de l'abdomen, il n'y a eu à noter que des gar-
gouillements dans les fosses iliaques quelquefois de la
diarrhée; mais il faut se rappeler que le sirop peut et doit
amener cet état.

» Deux hommes se sont plaints de douleurs hépatiques qui ont disparu peu après.

» Les urines n'ont jamais offert d'altération, soit en qualité, soit en quantité.

» Les douleurs aux régions lombaires et aux articulations nous ont été signalées quelquefois par les hommes chez lesquels la réaction était vive et prolongée.

» Nous avons dit que les symptômes se développaient ordinairement pendant l'après-midi et la première nuit de l'inoculation. Il y a alors agitation, privation de sommeil, cauchemar et rêves pénibles. Dans le plus grand nombre des cas, le lendemain matin il y a sédation. Le pouls est redescendu même au-dessous de son accélération habituelle. Nous l'avons compté à cinquante, quarante-cinq et quarante pulsations à la minute. La peau est fraîche, moite, le *facies* plus calme. La céphalalgie, la douleur des yeux, des narines, des parotides, des gencives, de la gorge persistent, mais à un degré beaucoup plus faible; la journée se passe bien et vers le soir l'état fébrile reparaît, en exagérant de nouveau, en tout et en partie, les symptômes signalés.

» Chez plusieurs, tout se borne au premier accès et la convalescence commence immédiatement.

» La plupart du temps, les choses se passent encore le second jour comme le premier, la deuxième nuit est accompagnée des mêmes phénomènes, mais presque tous atténués; la troisième journée est bonne, mais vers le soir le pouls s'accélère encore un peu. La troisième nuit ressemble quelquefois assez aux précédentes; le quatrième jour se passe généralement sans qu'il y ait rien autre

chose à constater qu'un peu de fatigue et de susceptibi-
lité nerveuse, du gonflement aux gencives, de la diarrhée. Il survient parfois des hémorrhagies passives, mais
nous n'en avons pas observé pendant notre séjour à la
Havane. Le cinquième jour les inoculés prennent le purga-
tif salin, s'ils se trouvent dans les conditions que nous
avons indiquées plus haut, et le sixième ils sortent de l'hôpital, à moins que leur état ne prescrive de les y laisser
plus longtemps en observation.

» Chez un petit nombre, les symptômes ayant été réunis,
très-marqués et ayant constitué un état pathologique grave,
la convalescence ne s'est pas établie aussi rapidement et le
séjour à l'hôpital a été prolongé.

» C'est chez ceux-là surtout que M. de Humboldt signale
les changements survenus dans la constitution. Il pense
leur avoir fait franchir en quelques jours les différents de-
grés de l'acclimatation, ayant ainsi soustrait rapidement à
l'influence de la fièvre jaune des personnes qui seraient
restées encore longtemps exposées à ses coups.

» Il dit aussi qu'en admettant qu'elles se voient plus tard
atteintes de fièvres graves, ces maladies ne revêtiront
plus la forme de fièvre jaune épidémique. (Il se sert du
nom de fièvre hémorrhagique.) »

L'inventeur de la nouvelle vaccination affirme que les
symptômes sont beaucoup plus prononcés pendant les mois
de l'année où la fièvre jaune sévit avec le plus d'intensité,
c'est-à-dire en juillet, août, septembre et octobre.

Il admet aussi que ceux qui sont débarqués dans le pays
depuis plusieurs mois offrent des manifestations moins
tranchées que les nouveaux venus. Ces résultats se trou-

vent d'accord avec le raisonnement ; car les premiers ont un certain degré d'acclimatation et sont plus ou moins imprégnés de ce quelque chose qui, en général, procure aux indigènes l'immunité contre l'épidémie ; les seconds (les arrivants) sont entièrement dépourvus de l'imprégnation de cette atmosphère locale dont l'économie de l'homme ne peut être saturée que par gradation ; de plus, l'horrible crainte de contracter la fièvre jaune, crée des conditions défavorables à la résistance vitale et favorables au contraire pour établir dans l'organisme un *stratum* convenable au développement de ce typhus. — La terreur seule, circonstance si désastreuse pendant les épidémies a suffi parfois pour faire manifester la maladie. Avec la vaccination du docteur de Humboldt, cette panique que nous avons vu produire une espèce de panophobie, quand elle n'occasionne pas le mal redouté, disparaît en première ligne.

La Commission française qui a été envoyée à la Havane en avril 1855, par le gouverneur de la Martinique, était composée de MM. Kerangal, chirurgien de première classe à la Martinique ; Longueteau, chirurgien de 2e classe de la Guadeloupe et Pichard, pharmacien de 2e classe à la Guadeloupe. Après avoir été reçue avec bienveillance par M. de Humboldt, elle a pu se procurer les documents officiels, apprécier les faits et affirmer que la découverte prophylactique était digne de fixer l'attention des esprits sérieux.

V.

Cet état de choses parlait suffisamment en faveur de cette vaccination, pratiquée non avec un virus, mais avec un venin, lorsque M. Gaudon-Hulin a adressé au Journal *la France d'Outre-Mer* une lettre qui vient confirmer encore les résultats obtenus par le neveu de l'illustre auteur du *Cosmos*. Ce médecin comprend toute l'importance de cette prophylaxie, il s'étonne avec raison des attaques inconsidérées dirigées contre M. de Humboldt et dictées par une basse jalousie et des intérêts pécuniers qui vont se trouver froissés.

Voici du reste la lettre de cet ami du progrès, M. le docteur Gaudon-Hulin :

« Havane 15 août. — Bien que le *Moniteur de la Martinique* ait déjà publié le rapport d'une commission officielle envoyée à la Havane, pour y étudier la question de l'inoculation préservatrice de la fièvre jaune, et s'assurer de la valeur des promesses faites à ce sujet par M. le docteur de Humboldt, l'importance de telles promesses ne laissera pas, j'en suis sûr, la Martinique indifférente à une nouvelle communication à ce sujet.

» D'ailleurs, à l'heure qu'il est, la question offre un point de vue que ces MM. de la Commission n'avaient pas pu apprécier, et duquel, seul, elle peut-être jugée définitivement. En effet, nous sommes ici en ce moment, dans cette saison critique que l'armée de la Péninsule ne peut traverser sans une mortalité de 25 pour 100 de l'effectif total des régiments arrivés à Cuba dans l'année. Ce chiffre est officiel. C'est de la statistique comparative de la mortalité dans les régiments non-inoculés et de la mortalité dans les 3,000 inoculés de M. de Humboldt, dans la saison que nous traversons, que résultera le triomphe ou la chute de l'inoculation.

» Jusqu'à présent les chiffres plaident en sa faveur. Le
30 juillet on m'a communiqué le tableau du mouvement de
l'hôpital militaire. Il porte pour la fièvre jaune 85 entrés et
61 morts. C'est une mortalité de 75 pour 100 sur les hommes tombés malades. Quant à M. de Humboldt, il accusait
à la même époque une mortalité de 7 sur 3,000 inoculés.
Nous ne savons à quel chiffre de troupes fraîches répondent
les 85 entrés et 61 morts; mais nous pouvons comparer
cette mortalité de 7 sur 3,000 ou de 2 3/10mes pour 1,000,
avec la mortalité officielle que nous relations tout-à-l'heure,
25 pour 100.

» Peut-on juger, dès-à-présent, si cette différence si élo-
quente des chiffres se maintiendra. Or, voici ce que je puis
dire de l'enquête que j'ai faite à ce sujet. M. de Humboldt
m'a conduit plusieurs fois à la salle de l'hôpital *San Isidro*,
où sont transportés pour être confiés à ses soins tous les
malades primitivement inoculés et actuellement atteints
d'affections fébriles. Je n'y ai jamais vu de fièvres jaunes
proprement dites. Ce jugement en masse en regard du
chiffre actuel de mortalité, attribué à cette même affection
dans les malades de la garnison non-inoculés, 61 sur 85,
établissait déjà pour moi une forte présomption en faveur
de la continuité du succès de la méthode.

» Mais voici ce qu'un examen plus sérieux et plus minu-
tieux m'a révélé et ce qui a contribué à rendre cette présomption plus grande pour moi. Au début des affections
fébriles dont sont atteints les malades de *San Isidro*, ils
présentent tout l'appareil symptômatique de la fièvre
jaune, mais l'affection ne tarde pas à se transformer; et
c'est dans cette transformation à laquelle j'ai pu assister,

que M. de Humboldt formule le résultat de son procédé.
J'ai fait plusieurs visites à l'hôpital de *San Isidro*, le soir à
huit heures, au moment de l'entrée des malades, et l'appareil de symptômes que beaucoup présentaient était ce-
lui-ci. La face était vulteuse, il existait un gonflement inflammatoire des paupières avec un léger larmoiement. On
observait une déjection jaune de la sclérotique ; le pouls ac-
céléré et vif était vibrant. La peau chaude était très-sèche.
Ces malades accusaient en même temps une vive céphalalgie frontale, une forte douleur de reins et une grande
courbature. Bien qu'il n'y ait pas de signes pathognomoni-
ques de la fièvre jaune au début, on ne peut se refuser, surtout dans un milieu épidémique, a trouver dans cet ensemble de symptômes quelque chose de très-caractéristique.
Si l'on continue à voir ces malades et surtout matin et soir,
par exemple à six heures le matin et à sept ou huit heures
le soir, on ne tarde pas à voir, particulièrement à ces heures
là, des rémissions franches succéder à cet appareil alarmant.
En effet, à ce moment de la journée, des malades que je
voyais au début et aussi dans le courant des jours suivant
leur entrée, dans un état alarmant, s'offraient toujours à
moi dans un état susceptible d'inspirer le meilleur pronos-
tic, lequel ne tardait pas à se vérifier par un retour à la
santé presqu'immédiat. On voit d'après cet exposé que
l'affection se transforme et qu'une fièvre inflammatoire et
continue est remplacée par une fièvre avec intermittence
franche. C'est, en effet, de cette manière qu'agirait l'inoculation. Elle ne préserverait pas absolument de la fièvre
jaune ; mais elle convertirait chez l'individu atteint une
fièvre continue, et pour laquelle il n'existe pas souvent de

moyens thérapeutiques efficaces, en une fièvre intermittente, où tout au moins rémittente, avec des intermittences
si franches, que la quinine serait dans tous les cas une
arme victorieuse.

» Je dois dire, d'ailleurs, toute la confiance que M. de
Humboldt possède près de ses fébricitants inoculés. Cette
confiance, au premier abord, me paraissait téméraire.
Il ordonne immédiatement après leur entrée, une saignée,
puis il fait prendre un gros de quinine en quatre fois,
d'heure en heure. — Comme je m'inquiétais de sa précipita-
tion : la réaction se fait toujours après la saignée, me dit-il.

» Passager de transit à la Havane, je ne puis, pour mon
compte, soumettre à une appréciation suivie la série si intéressante des malades de *San Isidro*, intéressante surtout
au point de vue des espérances que M. de Humboldt nous
fait entrevoir. Il serait bien à désirer que M. le gouverneur
de la Martinique, qui a apprécié l'importance des promesses faites par M. de Humboldt, ne fît pas abandonner les
études commencées. C'est maintenant qu'il serait intéres-
sant pour une commission éclairée qui n'aurait d'autre
soin, de suivre pas à pas l'établissement du chiffre de la
statistique. Ce serait aussi une égide que cette protection
de la France contre les attaques inconsidérées ou intéres-
sées, que se permettent les journaux contre une invention
que le temps seul peut juger. Encore ce temps n'est-il pas
long, deux ou trois mois. L'humanité ordonne le silence jusqu'à ce que l'expérience se soit définitivement prononcée ;
et c'est vraiment un triste spectacle que cette conspiration
du coffre fort médical, qui surgit de toute part et ne sait
pas ajourner son impatience pour siffler. Puissent les faits

la faire rentrer dans l'ombre au grand bénéfice de l'Europe et de l'humanité. »

Il est à remarquer que c'est sur l'ordre direct du gouvernement et non d'après l'encouragement des Académies ou des Sociétés de Médecine que M. de Humboldt est parvenu à prouver qu'il pouvait doter l'humanité d'un préservatif héroïque contre l'une de nos plus terribles épidémies.

M. de Humboldt proposait un immense bienfait, comment l'accueillait-on ? « Bien des personnes fesaient des vœux pour la réussite de l'inoculation, sans trop croire à son efficacité ; un assez grand nombre traitait la chose de charlatanisme, sans pouvoir baser leur opinion sur un examen impartial et sur des raisons sérieuses ; ceux-là ne se gênaient guère pour exprimer l'opinion la plus défavorable sur l'homme et sur sa découverte. *Presque tous les médecins civils et militaires se distinguaient en téte de cette opposition.* » (1)

C'était le cas de dire, à ces derniers surtout : *la jalousie est un hommage maladroit que l'infériorité rend au mérite.* Assurément, il faut posséder au suprême degré les trois vertus théologales, il faut être bronzé par la Foi, cuirassé par l'Espérance et embrasé par la Charité, pour ne pas être découragé et abattu à jamais quand on voit cette opposition systématique excitée par la jalousie des paresseux et des routiniers, qui ne déposerait pas même le pardon sur une tombe.

(1) Extrait du rapport présenté à M. le gouverneur de la Martinique par la Commission française chargée d'aller étudier à la Havane un moyen de préservation de la fièvre jaune mis en pratique de la part du docteur de Humboldt.

Après tant de veilles, après tant de travaux, après s'être exposé à tant de dangers, le docteur de Humboldt a continué de lutter avec la même énergie pour prouver la vérité de sa découverte. — Quelle doit être sa conviction, quel mérite dans sa persévérance ! Honneur à cet homme habile et courageux !

VI.

Préservation du Choléra.

Les résultats obtenus jusqu'ici sont, comme on le voit, des plus satisfaisants ; mais là ne se borneraient pas ces salutaires effets et l'inoculation procurerait à l'économie une modification qui lui donnerait également une immunité contre les attaques du choléra.

Quoiqu'il en soit, des observations attentives ont prouvé que jusqu'ici tous les inoculés ont été préservés aussi de ce typhus d'Asie.

Dans une lettre particulière adressée par M. Gaudon-Hulin au rédacteur du journal la *France d'Outre-Mer*, ce praticien affirme que les inoculés de la Havane ont constamment été à l'abri du « choléra, qui depuis quelques temps dispute avec acharnement le sol de Cuba à son terrible concurrent la fièvre jaune. »

Tous ces faits tendent à nous prouver que dans l'*essai sur les venins et les virus* que nous allons publier, nous n'aurons pas avancé des faits par trop extraordinaires comme on a bien voulu nous le dire.

Les principes morbigènes ou léthifères sécrétés par certains animaux de presque toutes les classes ont pour l'homme leur utilité. Ainsi les récits d'accidents dont ont été témoins les naturalistes voyageurs, les nombreuses observations recueillies par des médecins et éparses dans les ouvrages anciens et modernes sont une preuve que parfois les venins et les virus ont été salutaires. — Reste maintenant à bien *apprécier* l'opportunité de l'application et le dosage convenable.

Qu'on ne s'épouvante point, car la vaccine si utile, qu'est-elle? si ce n'est un virus produit par les pustules d'un animal malade? — Après tout, les poisons dont on se sert chaque jour en médecine, tels que la morphine, la codéïne, la strychnine, la brucine, la vératrine, l'aconitine, la conicine, la delphine, la digitaline, l'atropine, l'acide arsénieux, l'acide prussique, la plupart des préparations mercurielles, etc., etc., ne seraient-ils pas tout aussi dangereux que les venins et les virus si on ne les dosait comme on peut également doser ces derniers.

Dans certaines contrées où existe la lèpre, que font beaucoup des malheureux atteints de cet effroyable mal? Dans l'espoir de mettre un terme à leurs souffrances, ils se font piquer par des serpents venimeux et on a remarqué que, si les lépreux ne succombaient pas, ils se trouvaient guéris après un laps de temps très court. Cela prouve que si le venin est mortel en certaines circonstances il peut être salutaire dans d'autres.

Que de faits viennent confirmer que les venins et les virus ont une action modificatrice et surtout des plus variées. A la science, à l'étude le soin de les fixer! Ainsi, la vaccine elle-même, outre sa propriété prophylactique, ne peut-elle pas inoculée à l'entour des nœvi-materni, sur des sujets ni vaccinés ni variolés bien entendu, faire disparaître ces traces dites *envies* et qui auraient été indélébiles par tout autre moyen?

Encore un fait entre bien d'autres :

Tout récemment, un médecin voyageant en Amérique, était affecté depuis longues années d'une syphilis qui paraissait inguérissable, il nous a écrit qu'ayant été piqué par une énorme araignée, probablement une mygale Aviculaire, il fut pris peu après d'une violente fièvre et de sueurs copieuses qui durèrent quarante-huit heures environ. A la suite de ces accidents, ses syphilides cessèrent ainsi que les autres symptômes vénériens. Voilà quatre ans que cet heureux état de choses se maintient. (1)

En ce qui concerne le choléra, nous concluons que des expériences devraient être faites au plus tôt dans les localités où ce typhus existe. A cet effet, on répéterait les es-

---

(1) Ce fait a un air de famille avec ce que rapporte dans les annales d'oculistiques le célèbre ophtalmologiste Carron du Villard : « Au Mexique, dit-il, il y a une araignée velue et noire que l'on nomme *Tarentule*, mais c'est une Tarentule monstre qui ne fait pas, comme dans la Pouille, danser ceux qui en sont piqués. Cette araignée, qui a souvent le volume d'un crabe de terre, provoque chez ceux qui en sont mordus des sueurs qui vont jusqu'à produire des défaillances. Les médecins mexicains ont profité de la connaissance de cette propriété pour faire préparer une teinture de Tarentule qui jouit de la réputation méritée d'être excessivement sudorifique. En examinant au microscope un sirop anti-syphilitique breveté par le gouvernement américain, j'y ai trouvé des poils et différentes particules appartenant à la Tarentule du Mexique. » (*Annales d'oculistiques* fondée par le docteur Florent-Cunier, tome XXXIV, numéro du 30 août 1855. Bruxelles.)

sais du docteur écossais W. Lauder Lindsay, qui assure qu'on peut occasionner facilement le choléra aux animaux en leur faisant inhaler les effluves des évacuations ou du sang des cholériques (1); puis ce résultat, de nouveau bien constaté, on inoculerait du venin de reptiles à des chiens par exemple, et si les émanations des cholériques ne pouvaient produire ensuite la maladie, il serait bien évident que l'agent inoculé serait réellement prophylactique.

Si nous ne faisons ces expériences nous-mêmes, c'est parce que le choléra n'existe pas maintenant parmi nous; mais nous avons cru devoir faire connaître cette nouvelle théorie, qui nous a été inspirée par les travaux de MM. Lindsay et Humboldt, parce qu'elle nous paraît promettre les résultats les plus avantageux pour l'humanité. — De plus, dans cette haute question, on peut arriver à des conclusions affirmatives sans que des hommes courageux et dévoués à la science, où ceux qui ont à redouter le fléau aient besoin au préalable d'être soumis à des tentatives expérimentales.

(1) Les effluves qui s'exhalent des vêtements que les cholériques ont trempé de leurs sueurs occasionneraient également, d'après M. Lindsay, l'affection cholérique, et chose remarquable, l'expérimentateur écossais n'a pu provoquer la maladie en alimentant les animaux avec les produits des déjections, des vomissements, de l'urine ou du sang des malades, pas plus qu'en nourrissant les bêtes soumises à ces expérimentations avec des viscères d'autres animaux atteints du choléra.

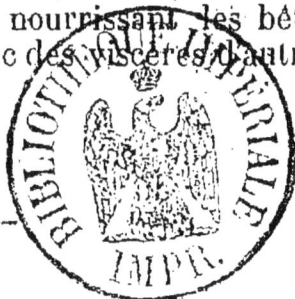

www.ingramcontent.com/pod-product-compliance
Lightning Source LLC
Chambersburg PA
CBHW060509210326
41520CB00015B/4158